# TRAITEMENT

DU

# BUBON CHANCRELLEUX

## PAR LE PROCÉDÉ DE FONTAN

### SON APPLICATION AU TRAITEMENT DES MALADES EXTERNES

PAR

## Le Docteur René LEGAULT

PHARMACIEN-MAJOR DE 1ʳᵉ CLASSE DES TROUPES COLONIALES
MÉDAILLE D'HONNEUR DES ÉPIDÉMIES
CHEVALIER DE LA LÉGION D'HONNEUR
MÉDAILLE COLONIALE AVEC AGRAFES
(Madagascar, Afrique Occidentale française, Côte d'Ivoire)
CHEVALIER DE L'ORDRE D'ANJOUAN

BORDEAUX

IMPRIMERIE DE L'UNIVERSITÉ ET DES FACULTÉS

Y. CADORET

17 RUE POQUELIN-MOLIÈRE, 17

1918

# TRAITEMENT

DU

# BUBON CHANCRELLEUX

## PAR LE PROCÉDÉ DE FONTAN

### SON APPLICATION AU TRAITEMENT DES MALADES EXTERNES

PAR

## Le Docteur René LEGAULT

PHARMACIEN-MAJOR DE 1ʳᵉ CLASSE DES TROUPES COLONIALES
MÉDAILLE D'HONNEUR DES ÉPIDÉMIES
CHEVALIER DE LA LÉGION D'HONNEUR
MÉDAILLE COLONIALE AVEC AGRAFES
(Madagascar, Afrique Occidentale française, Côte d'Ivoire)
CHEVALIER DE L'ORDRE D'ANJOUAN

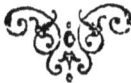

BORDEAUX
IMPRIMERIE DE L'UNIVERSITÉ ET DES FACULTÉS
Y. CADORET
17 RUE POQUELIN-MOLIÈRE, 17

1918

MEIS ET AMICIS

A MES MAITRES

DE LA FACULTÉ DE MÉDECINE ET DE PHARMACIE DE BORDEAUX

Legault

1

AU MÉDECIN PRINCIPAL DE 1ʳᵉ CLASSE DES TROUPES COLONIALES

## Alfred LECOMTE

*Ex-professeur de Médecine opératoire à l'École d'application de Marseille,*
*Chevalier de la Légion d'honneur.*

Mon bon ami, qui si souvent dans ma longue carrière m'avez apporté un appui si précieux, daignez accepter l'hommage de ma profonde gratitude.

Je n'oublierai point les deux ans de bonne clinique à l'Hôpital central indigène de Dakar où vous m'avez mis le bistouri en main. Mais je n'oublierai pas non plus deux faits de ma vie coloniale qui, dût votre modestie en souffrir, dépeindront l'homme que vous êtes.

Lorsqu'en avril 1901 vous quittâtes Tananarive, chacune des salles de l'Hôpital d'Isoavinandriana envoya une délégation porter au jeune médecin, si redouté au point de vue discipline, mais déjà si apprécié comme praticien, une plaquette de reconnaissance. Et je fus profondément ému.

L'autre fait est un mot d'un indigène rencontré sur les quais de Dakar :

« Oh! je le connais bien, me dit-il, tu es avec » le docteur Lecomte. Ça bon docteur, lui soi- » gner tous les noirs, tirailleurs, ouoloffs ou » toucouleurs. même chose si c'était « Gouver- » neur général ».

## A MON EXCELLENT CAMARADE, LE DOCTEUR GEORGES LAMBERT

*Pharmacien-major de 1ʳᵉ classe des Troupes coloniales,*
*Chevalier de la Légion d'honneur.*

Qu'il veuille bien trouver ici l'expression de ma reconnaissance. Ses conseils et son exemple me donnèrent l'impulsion nécessaire lorsque, déjà fatigué par un long séjour colonial, j'hésitais à entreprendre de nouvelles études.

## A MESSIEURS LES DOCTEURS
## LAUGA, MALLEIN, JOLIVET, DOUENCE

Qui ont favorisé mon travail.

## A MES CAMARADES COLONIAUX,
## LES MÉDECINS-MAJORS NOGUE ET HUDELLET

Qui m'ont ouvert si largement leurs Services à l'Hôpital militaire de Dakar, merci.

## A mon Président de Thèse,

## MONSIEUR LE DOCTEUR W. DUBREUILH

*Professeur de Clinique des Maladies cutanées et syphilitiques*
*à la Faculté de Médecine de Bordeaux,*
*Officier de l'Instruction publique.*

# TRAITEMENT

DU

# BUBON CHANCRELLEUX

## PAR LE PROCÉDÉ DE FONTAN

### SON APPLICATION AU TRAITEMENT DES MALADES EXTERNES

## AVANT-PROPOS

Quand on jette un coup d'œil sur la bibliographie du traitement du bubon, on est étonné de la diversité des procédés employés, des discussions et même des polémiques engagées au sujet de cette affection.

C'est que nous nous trouvons sur un terrain dangereux, à l'extrême limite de la pathologie externe et de la pathologie interne. Tour à tour notre patient sera revendiqué par les chirurgiens et par les médecins.

Certains considéreront le bubon comme relevant à peine de la petite chirurgie, tandis que de grands maîtres n'hésiteront pas à le traiter avec tout le luxe des grandes opérations.

La question n'est point nouvelle pour nous et nous pouvons

dire qu'il y a près de vingt ans, nous assistâmes aux premières discussions au sujet du bubon.

Nous étions à Madagascar, et dans nos hôpitaux militaires, les adénites inguinales n'étaient point rares. Nos vieux chirurgiens les traitaient encore d'après les procédés en usage à cette époque, c'est-à-dire grandes incisions, grands délabrements.

A ce moment, toute une pléiade de jeunes médecins coloniaux, frais émoulus de notre École de Santé navale et coloniale de Bordeaux, ne parlaient que du procédé Fontan, déjà en faveur dans la marine.

Notre camarade Henric avait soutenu sa thèse inaugurale sur ce sujet et il semblait bien que le dernier mot était dit.

Malheureusement trop jeunes pour être chefs de services ou chirurgiens dans les hôpitaux, nos amis ne pouvaient employer le procédé Fontan que lorsqu'ils étaient dans la brousse, ou dans certaines conditions particulières.

Nous entendions donc journellement leurs diatribes violentes contre leurs anciens qui conservaient les méthodes sanglantes.

Nous nous souvenons très bien d'une caricature faite par un de nos jeunes amis, très artiste, mais peu révérencieux pour ses supérieurs.

Le médecin-chef de notre hôpital était représenté sous les traits d'un cultivateur malgache, debout sur le ventre d'un malheureux soldat colonial et lui creusant les aines avec son engade (1).

_____

(1) Sorte d'immense pelle-bêche malgache.

# HISTORIQUE

Qu'on nous permette de faire rapidement l'historique de la question du traitement du bubon.

En 1889, le docteur Fontan, médecin principal de la marine, professeur à l'École navale de Toulon, avait fait une clinique sur la guérison rapide des bubons par l'injection de vaseline iodoformée.

« Vous voyez encore communément, disait Fontan, ces adénites suppurées siégeant dans l'aine et consécutives à des maladies vénériennes, vous les voyez, dis-je, communément traitées par le caustique de Vienne, ou largement ouvertes par le bistouri, puis passées aux divers topiques (alcool camphré, vin aromatique, eau phéniquée, teinture d'iode) qui n'obtiennent la guérison qu'après de longues vicissitudes. Le plus souvent des complications surviennent, transformation chancreuse, décollements et parfois érysipèle ou gangrène. De nouveaux débridements, de nouvelles cautérisations sont nécessaires, et il n'est pas rare que ces lésions n'arrivent à la cicatrisation qu'après des semaines et des mois de souffrance et d'alitement.

» En outre, cette interminable destruction de tissus n'a pu se réparer qu'au prix d'une cicatrisation laborieuse, étendue, noueuse, adhésive, aussi laide que gênante ».

Fontan donnait des preuves établissant que le bubon n'est d'abord qu'une adénite banale et qu'il ne devient chancreux que par inoculation et secondairement (communication faite par M. Straus à la Société de biologie en 1884).

Fontan opère donc en évitant la transformation chancreuse.

*1ᵉʳ Temps :* Lavage et antisepsie de la région à l'aide de la liqueur de Van Swieten dédoublée par l'eau chaude et du savon si c'est nécessaire.

*2e Temps* : Ponction à la lancette, si la peau est amincie, au bistouri étroit si le pus est encore profond.

*3e Temps* : Évacuation du pus, expression complète du produit liquide contenu dans le ganglion.

*4e Temps* : Injection de vaseline iodoformée liquéfiée par la chaleur à 50 degrés; pommade à 3/30.

*5e Temps* : Pansement par le coton bichloruré.

Après l'expression, on fait des lavages avec quelques seringues de Van Swieten dilué.

*Résultats :* Sur un total de 41 cas traités :

5 ont guéri en 24 heures.

18 ont guéri de 2 à 5 jours.

5 ont guéri de 5 à 10 jours.

6 ont guéri de 10 à 15 jours.

4 ont guéri de 15 à 25 jours, chiffre maximum.

Fontan termine sa leçon en disant :

« Messieurs, en abandonnant tous les anciens modes d'incision et de pansement dont je vous ai fait le procès, en appliquant au bubon un traitement dont je vous donne la formule précise, vous ferez une bonne œuvre chirurgicale et une grande économie morale et matérielle. Vous épargnerez à l'État des frais considérables; vous vous éviterez à vous-même la perte d'un temps précieux et le découragement qui résulte toujours des efforts stériles. Enfin, aux jeunes soldats ou matelots que le sort a trahis, vous épargnerez des mois d'emprisonnement et de longues souffrances physiques et morales ».

Henric, élève de l'École principale du Service de Santé de la marine, avait, en 1894, choisi comme thèse : « Du traitement du bubon suppuré par l'injection de vaseline iodoformée et pansement occlusif ».

Dans son introduction, Henric cite la péroraison de Fontan et si nous l'avons reproduite à notre tour, c'est que plus que jamais nous sommes convaincu de sa justesse et nous eussions voulu qu'elle fût lue par tous ceux qui ont eu à traiter des bubons.

Henric reprend les statistiques de Jullien, d'après lesquelles il résulte que sur 2.698 chancres mous 1.517 ont été accompagnés de bubon, soit 57 p. 100.

Il cite les travaux de Lasnet qui, guidé par M. le professeur agrégé Dubreuilh a, de plus, démontré ce fait intéressant : « Quand le pus du bubon est virulent et produit un chancre mou par inoculation, il contient toujours le bacille de Ducrey en plus ou moins grande abondance; quand l'inoculation est négative, l'examen microscopique l'est également ».

Henric fait la revue rapide des principales méthodes thérapeutiques abortives de Broca : résolutifs fondants, vésicatoires de Velpeau Guérin, caustiques, compression, incision, injection d'éther iodoformé de Verneuil et Humbert.

Dans toutes il faut éviter l'inoculation chancreuse, d'où nécessité d'opérer avec le maximum d'asepsie.

L'auteur opère comme Fontan et emploie pour ce procédé l'iodoforme qui est le meilleur antiseptique parce qu'il jouit de propriétés modificatrices des plaies dont il supprime les sécrétions, comme l'a reconnu M. le professeur W. Dubreuilh dans le *Bulletin médical* du 4 novembre 1888.

L'année suivante, en 1895, E. L'Hardy, dans sa thèse *De l'adénite subaiguë simple de l'aine à foyers purulents intraganglionnaires*, conclut à l'extirpation avec les doigts, après avoir fait une large incision.

La plupart des observations citées se rapportent à des adénites consécutives à de l'herpès du gland ou à une balanoposthite.

L'auteur paraît ignorer complètement les travaux de Fontan, de Lasnet, d'Henric, etc.

En 1896, Ch. Audry et Durand traitent le bubon par l'extirpation des adénites de l'aine. Ce procédé, qui était autrefois l'exception, tend, suivant ces auteurs, à devenir l'intervention la plus habituelle.

Ils prétendent que si Fontan, Yvinec et Otis ont obtenu des succès avec leur méthode, c'est que vraisemblablement ils se sont adressés à des cas simples qui guérissent très vite par l'incision et le grattage.

Or, malgré les observations qu'ils citent sur les suites éloignées des extirpations ganglionnaires, œdème et éléphantiasis des grandes lèvres (Riedel), éléphantiasis de la jambe gauche (Mirmel), œdème scrotal (Gadosselin), œdème chronique des grandes lèvres accompagné d'ulcérations chez plusieurs femmes (Fr. Koch). Audry et Durand persistent à préconiser l'incision et l'extirpation.

« Les méthodes qui ont la prétention d'arrêter la production du pus par action directe (injections intraganglionnaires) ne doivent pas être considérées comme donnant des résultats supérieurs à ceux fournis par le repos et une innocente révulsion ».

Ils fixent les indications et la technique de la dissection et de l'extirpation de tout le paquet glandulaire.

« Nous répétons, disent-ils, que ces règles s'appliquent à toutes les adénopathies suppurées, tuberculeuses, staphylococciques, chancreuses, sans distinction d'espèces nosologiques et que ces indications ne doivent être tirées que de l'état clinique des lésions jugées à un point de vue chirurgical très général ».

Nous voici retombé dans les grandes opérations et notre bon camarade, le caricaturiste de Madagascar, pourrait représenter cette fois un paysan français, armé d'une houe, arrachant les ganglions comme des pommes de terre.

Sept ans plus tard, Scadulo, de Palerme, est également d'avis de traiter chirurgicalement les bubons.

Il reconnaît, avec l'école française, trois types principaux dans l'adénite vénérienne :

L'abcès glandulaire isolé, la suppuration périglandulaire, l'adéno-phlegmon.

L'auteur critique le procédé de Lastaria, consistant dans l'extirpation du bubon et la reconstitution de la cavité au moyen de plusieurs plans de suture.

Il cite le procédé de Giovannini, de Florence, et de Rondelli, qui consiste à faire une injection de 1 cc. d'huile de térében-.

thine dans chaque glande pour déterminer un abcès que l'on ouvrirait ensuite, la cicatrisation devant se produire en un ou deux mois.

Scadulo conseille le procédé chirurgical. Incision du bubon pour donner issue au pus, énucléation de la glande ou des glandes infestées et excision des tissus périganglionnaires infiltrés. Guérison survenant entre trente et quarante jours.

Suivant cet auteur, la crainte d'une stase lymphatique ultérieure, consécutive à l'énucléation du bubon, est dénuée de tout fondement. On observe plutôt comme conséquences des profondes cicatrices de l'aine, l'œdème du membre correspondant, en raison de la fatigue.

Comme suite au travail de Scadulo, M. le professeur Pousson complète la technique de la méthode et fixe la durée moyenne du traitement à quinze ou vingt jours.

Gosset est aussi partisan de l'exurpation pour les lésions néoplasiques, chancrelleuses, mais surtout tuberculeuses. Il décrit dans tous ses détails sa technique, car c'est une véritable opération, mais il n'insiste pas sur les suites.

« Les résultats éloignés, dit-il, sont des plus satisfaisants ».

Mais dans quel sens doit-on comprendre éloignés?

Nous avons vu et nous verrons tout à l'heure que de graves accidents peuvent se produire du fait de l'extirpation complète des ganglions.

Ne savons-nous pas que les suites d'opérations ne peuvent souvent être décelées qu'à très longue échéance?

E. Legrain, dans la *Revue médicale de l'Afrique du Nord* (1901), préconise un traitement rapide du bubon suppuré, par l'incision, l'expression et la suture immédiate.

L'expression doit se faire en malaxant et en exerçant des pressions assez fortes avec les doigts sur toute la région et pendant une minute environ.

« Quand il n'y a plus de pus dans le liquide qui sort dit-il, quand ce liquide est pour ainsi dire du sang pur, j'arrête la manœuvre ».

Pas de lavage de la cavité de l'abcès, on éponge seulement

les bords de la plaie. Suture sans drainage. Pansement sec au collodion. Une compression légère est exercée sur la région pendant plusieurs jours.

Legrain affirme que ce procédé lui a donné d'excellents résultats et que les cicatrices sont moins laides et moins apparentes que dans les autres méthodes.

Fournier, dans sa thèse (Paris, 1907), reprend tous les procédés. Il cite Fontan, mais il préfère l'aspiration, d'après le procédé Jullien et Le Pileur. La nouveauté de son travail est dans l'application de la ventouse de Bier.

Balzer et Galup, E. Gruet et E. Bressot adoptent la même méthode. Ils se servent de ventouses appliquées plus ou moins longtemps pendant plusieurs jours de suite.

Nous ne discuterons même pas ces procédés absolument impraticables. Du reste, qui songe maintenant à la méthode de Bier?

Gruet et Bressot trouvent que la méthode « de Fontan est d'un maniement délicat, que ces procédés ont donné des succès dans les mains de leurs auteurs, mais qu'ils ne sont pas entrés dans la pratique courante ».

On voit que ces auteurs ignorent les hôpitaux maritimes et coloniaux, car qui sait la quantité de bubons opérés par le procédé Fontan de 1889 à 1910.

Nous ne nous arrêterons pas non plus au procédé Lassueur, de Lausanne :

« Les injections modificatrices, dit cet auteur, condamnent le malade à un repos absolu, ce qui pour un vénérien est un ennui sérieux. Dans la clientèle privée, le choix de cette méthode peut causer un préjudice au malade, dont le médecin doit envisager les conséquences ».

Nous démontrerons que les reproches faits par Lassueur aux injections modificatrices ne sont pas fondés.

Arrou, dans une polyclinique de l'Hôpital de la Pitié, ne nous apprend rien de nouveau, mais avec Le Dantec et Sarailhé nous retombons dans la grande discussion à laquelle nous faisions allusion au début.

Nous trouvons le chirurgien et le médecin face à face.

Pendant une période de dix-huit mois (1910 et 1911), Le Dantec a eu à traiter à l'Hôpital Lanessan, à Hanoï, 180 malades atteints d'adénite inguinale.

Il estime à quatre-vingts jours en moyenne l'hospitalisation pour cette affection.

Après avoir fait un aperçu rapide de l'évolution et de l'anatomie pathologique du bubon, Le Dantec critique les divers modes de traitement.

Pour lui, chirurgien avant tout, il ignore le procédé Fontan et déclare que l'énucléation de la masse ganglionnaire infectée de l'aine est la seule méthode de traitement réellement chirurgicale.

Suit la technique opératoire minutieusement décrite. C'est en effet une opération sérieuse qui ne peut être tentée à la légère.

La guérison serait obtenue dans les meilleurs cas en dix-huit jours, et dans les cas moyens en vingt-cinq ou trente cinq jours.

Sarailhé, autre médecin colonial, reprend aussitôt, dans le *Bulletin de la Société médico-chirurgicale de l'Indo-Chine*, l'article de Le Dantec et le critique sévèrement.

Il reproche surtout à Le Dantec de sacrifier de gaîté de cœur toute la barrière ganglionnaire de l'aine pour deux ou trois ganglions au maximum qui seraient pris d'emblée.

Sarailhé préconise à son tour son procédé de traitement médical.

Il rappelle les injections de vaseline iodoformée employées par Touren, médecin de la marine, puis la glycérine iodoformée au dixième employée par Somogyi, de Budapest, et par un autre médecin hongrois, Hermann.

Sarailhé fait une ponction au couteau de de Græfe, il procède à l'évacuation par pression, et avec une seringue de Luër de 2 cc. il pousse une injection de glycérine iodoformée au dixième.

On retire la seringue et l'on obture avec un doigt l'orifice du bubon, pendant que les doigts de l'autre main malaxent doucement la poche pour faire pénétrer le liquide modificateur dans toutes les anfractuosités.

On laisse s'écouler au dehors le liquide d'injection qui revient chargé de nombreux grumeaux.

On renouvelle deux fois cette manœuvre dans la même séance et à la troisième fois on laisse tout le contenu de la seringue dans la cavité de l'abcès.

On obture par un bourdonnet de gaze et on fait un spica compressif.

Le lendemain, on renouvelle l'injection en procédant comme la veille.

Au cinquième jour, troisième pansement analogue aux précédents.

Le huitième ou le neuvième jour en moyenne, tout est éteint.

En somme, le procédé Sarailhé n'est qu'une modification de la méthode de Fontan, mais nous verrons plus loin les avantages et la simplicité de cette dernière méthode.

Sarailhé donne une vingtaine d'observations avec une moyenne de dix jours d'immobilisation, il ajoute : « une raison *sine qua non* de réussite est la mise au repos absolu dans le decubitus dorsal, chose difficile à obtenir des malades ».

Suivant lui, l'opération de Le Dantec doit être considérée comme un pis-aller, après échec des méthodes thérapeutiques ordinaires auxquelles on doit toujours donner la préférence, du moins dans les adénites au début.

Bientôt après, Gaide et Kervraun rappellent la discussion de leurs deux camarades ci-dessus et ils relèvent six observations de malades ayant subi aux colonies l'ablation des ganglions inguinaux pour adénites inguinales suppurées d'origine vénérienne, et qui, à une époque plus ou moins éloignée de l'intervention, ont présenté des troubles plus ou moins graves.

Gaide et Kervraun rattachent la cause de ces accidents, non à une faute opératoire, mais à la suppression de toute la barrière ganglionnaire de l'aine, résultant de la cure chirurgicale.

Ils sont entièrement de l'avis de Sarailhé qui, tenant compte des données anatomiques et physiologiques, dit avec beaucoup de justesse :

« Il est difficile d'évaluer tous les inconvénients immédiats ou à distance qu'entraînera, pour l'équilibre circulatoire de la région, la disparition d'une station lymphatique qui compte parmi les plus importantes de l'organisme et il serait bon de voir comment, à l'avenir, se comporteront les multiples infections du membre inférieur et des organes génitaux, dont les voies de propagation à distance se dirigeront vers une région désormais privée de ses défenses naturelles ».

Ils ajoutent : l'extirpation de la masse ganglionnaire et péri-ganglionnaire serait le traitement préféré des autorités chirurgicales : Brodier, Imbert, de Marseille ; Gosset, de Paris.

Gaide et Kervraun divisent les adénites suppurées en trois groupes bien distincts :

1° Adénites récentes, circonscrites, justiciables des méthodes Otis, Fontan, Virgallita ;

2° Adénites suppurées massives à foyers ganglionnaires nombreux, donnant un gros adéno-phlegmon inguinal, justiciable de la cure de Le Dantec, mais alors l'intervention doit être partielle et non totale ;

3° Le groupe le plus important aux colonies comprend les adénites suppurées compliquées, bubons anciens négligés ; incision des ponts cutanés, ouverture des canaux fistuleux, etc. Traitement énergique et précoce (lavage à l'eau oxygénée, à la solution iodo-iodurée, curettage à fond, cautérisations au thermocautère).

Un autre colonial, Michel Bourges, élève de Fontan, reconnaît les services rendus par cette méthode, mais il constate qu'aux colonies les conditions ne sont plus les mêmes. Il hésite donc entre les procédés Fontan ou Sarailhé. Il préfère employer le thermocautère pour ouvrir le bubon.

Avec la lame cutellaire chauffée à blanc, il fait une ponction dans le sens du grand axe, puis par expression il vide le bubon ; nettoyage de la plaie, mèche en gaze entre les bords et pansement humide au bichlorure à 1 p. 1.000.

En terminant, Bourges avoue que son procédé a un grave défaut, c'est la douleur provoquée par la cautérisation.

En 1913, Gaide et Mouzels ont recueilli de nouvelles observations sur les troubles plus ou moins graves occasionnés par l'extirpation des ganglions de la région inguino-crurale.

Ils préconisent pour les adénites inguinales le traitement par les injections modificatrices genre Calot.

Ils reconnaissent que les bubons suppurés guérissent presque toujours par les méthodes de la petite chirurgie.

En 1914, Nicolas, de Bourail (Nouvelle-Calédonie), s'excuse auprès de la Société des chirurgiens de Paris de détourner cinq minutes son attention de la grande chirurgie pour lui parler du traitement des bubons.

Son procédé est celui de Brault, d'Alger, légèrement modifié.

Brault fait : 1° une ponction, puis une incision suivie d'évacuation ;

2° Cautérisation des parois de la poche avec une solution de nitrate d'argent à 1/30° ;

3° Drainage avec un crin de Florence replié en V et pansement sec compressif.

Le lendemain, renouveler, mais instiller cette fois dans la cavité du nitrate d'argent à 1/100°.

Ne refaire le pansement que quatre jours après et instillation nouvelle si besoin.

Nicolas modifie légèrement la technique en employant plusieurs crins de Florence pliés en V et en faisant un pansement compressif, mais humide et sans imperméable.

En somme, c'est une modification du drainage filiforme et bientôt Clément Simon, qui, en 1916, a lu l'article de Chaput dans la *Presse médicale*, s'empresse de l'appliquer au bubon.

Il obtient une guérison en huit jours, c'est-à-dire quinze jours après l'injection d'éther. Malheureusement Simon n'a qu'un seul cas à présenter.

Enfin, encore un colonial viendra clore cette revue bibliographique.

Comme Sarailhé, Gaide, Kervraun, Bourges, etc., Emily reconnaît que la durée de l'hospitalisation pour adénite est plus longue aux colonies. Influence du climat, de l'hygiène, du surmenage, etc.

Pour lui également, le rôle physiologique de défense des ganglions lymphatiques est capital et on doit conserver ces agents du bon ordre.

A l'Hôpital Ballay, à Conakry, Emily, en 1915, traitait les adénites par la méthode suivante :

Avant la fluctuation, il injecte dans la trame du ganglion engorgé 3 ou 4 gouttes d'éther iodoformé à 5 p. 100.

L'injection doit être faite en plein ganglion.

Le plus souvent, le patient éprouve une douleur très vive, mais passagère et disparaissant très rapidement.

Le même jour et les jours suivants, la tumeur grossit légèrement, mais sans devenir plus douloureuse.

Concurremment avec l'instillation d'éther iodoformé, Emily emploie les petits moyens ordinaires. Le malade reste couché, pansements humides compressifs, précédés pour la nuit seulement de frictions à la pommade mercurielle.

Nous devrons citer, pour être complet, le procédé de Goubeau qui traite le bubon chancrelleux par des injections intraganglionnaires d'arséniate de soude, et celui de Couanet qui emploie des injections de cuivre colloïdal.

Enfin, dans la *Presse médicale* du 11 juillet 1918, M. le professeur W. Dubreuilh et E. Mallein reprennent le procédé Fontan, modifié, et obtiennent 106 succès sur 121 malades.

Nous allons voir les grands avantages obtenus par la nouvelle méthode.

Nous nous excusons maintenant auprès de nos lecteurs de les avoir entraînés dans cette compilation un peu touffue, mais nous avons jugé cela nécessaire.

Fatalement, nous aurions été forcé de citer nos auteurs, de leur faire des emprunts et de comparer les diverses méthodes. Nous avons préféré nous débarrasser tout d'abord de ce travail.

Après avoir fait la bibliographie, nous avons repris par ordre chronologique les travaux qui nous intéressaient depuis 1889 à nos jours.

# APPLICATION

Comme nous le disions en commençant, nous avons vu faire les premiers Fontan à Madagascar et, depuis vingt ans, nous avons vu appliquer cette méthode dans diverses colonies. Nous étions donc déjà convaincu de sa supériorité sur les autres procédés.

Notre bon ami, le médecin principal de 1re classe des troupes coloniales, Alfred Lecomte, l'a toujours employée avec un égal succès.

Ancien professeur de médecine opératoire à l'École d'application de Marseille, Lecomte était partisan des grandes incisions lorsqu'elles étaient nécessaires. Comme médecin-chef de l'Hôpital indigène de Dakar, il nous a fait travailler pendant deux ans et nous faisait souvent opérer ces abcès très profonds, consécutifs aux myosites ou aux vers de Guinée.

« Opérez en chirurgien, nous recommandait-il, n'ayez pas peur des grandes incisions ».

Effectivement, les résultats étaient remarquables. Mais lorsqu'il s'agissait d'adénites tuberculeuses ou de bubons vénériens, Lecomte reprenait les procédés Calot ou Fontan.

Aussi lorsque nous eûmes l'honneur de faire partie du service de M. le professeur W. Dubreuilh, nous nous trouvions en pays de connaissance; mais alors un horizon nouveau s'ouvrait à nous.

Dans toute notre carrière, nous avions vu faire les injections modificatrices sur des malades hospitalisés.

Dans la bibliographie dépouillée, nous voyons les divers traitements pratiqués sur des malades également alités. Seul, dans son observation VII, Emily cite le cas du pousseur Soriba Sylla qui n'est pas hospitalisé et auquel Kernéis fait une injection d'éther iodoformé.

Qu'il nous soit permis de dire ici un mot du Service de derma-tologie de Bordeaux.

Ce service, sous la direction de M. le professeur Dubreuilh, est installé, 152, cours de Bayonne, dans un immeuble apparte-nant à la Ville.

Là, à deux pas de l'Hôpital des enfants, un Dispensaire muni-cipal reçoit tous les jours, de 17 à 19 heures et plusieurs fois par semaine le soir, de 20 à 22 heures, tous les malades atteints de maladies vénériennes.

Des heures de consultation sont fixées pour les hommes civils, pour les femmes, pour les militaires.

Un très simple écriteau, *Dermatologie,* n'attire pas trop l'attention et n'effarouche ni les clients, ni les passants.

Des médecins dévoués ont su gagner la confiance des malheu-reux qui, soit par honte, par misère ou par crainte, n'osent consulter un médecin en ville ou aller à l'hôpital.

Au dispensaire on accueille tout le monde avec le même dévouement et on ne demande rien.

Pas de formalités administratives, un simple nom qui servira à retrouver la fiche et à tenir l'observation.

Si le nom est faux, cela importe peu.

On donne gratuitement au malade les médicaments qu'exige son état, on lui prodigue les conseils, on lui fait, si c'est néces-saire, le traitement avec le néosalvarsan, l'huile grise, etc.

Mais ce malade qui vient en toute confiance tient justement à éviter l'hospitalisation.

C'est un ouvrier qui ne peut cesser son travail, c'est un jeune homme qui n'ose avouer sa maladie à sa famille, c'est la pros-tituée qui ne veut pas que la police s'occupe de ses affaires, c'est l'homme ou la femme mariée.

Comment, dans ces conditions, allons-nous traiter leur bubon?

Nous le voyons maintenant, il n'y a pas un seul procédé autre que celui de Lassueur, mais encore cet auteur accuse un minimum de quinze jours pour assurer la guérison.

Or voici ce qui se passe au dispensaire du cours de Bayonne.

Les malades sont en majorité des manœuvres travaillant sur les quais. Le plus grand nombre Espagnols, Marocains, Chinois, etc. Ils arrivent dans un état de propreté douteuse. Disons la vérité, il est difficile d'être plus sale.

Ces malheureux veulent bien consentir à perdre quelques heures de travail, mais le moins possible.

Voyons comment ils sont traités.

# TECHNIQUE

Nous ne pouvons mieux faire que de citer textuellement la technique de W. Dubreuilh et E. Mallein.

« Quand le bubon est nettement fluctuant, nous pratiquons la ponction avec la pointe du bistouri en ayant soin de faire une ouverture très petite, nous vidons le pus aussi complètement que possible par expression. Aussitôt nous remplaçons ce pus par de la vaseline iodoformée ».

Mais le point particulier et intéressant de la méthode est que la vaseline iodoformée injectée est *froide*.

Fontan employait en effet de la vaseline liquéfiée par la chaleur à 50 degrés. Il fallait littéralement se battre avec le liquide pour l'empêcher de ressortir.

C'était l'inconvénient signalé par plusieurs auteurs qui n'avaient pu ou su tourner la difficulté.

On pouvait à la rigueur faire des applications de compresses d'eau froide après l'injection, mais quelle différence avec le procédé si simple employé à Bordeaux.

La vaseline iodoformée froide, sous la seule pression du piston de la seringue, pénètre lentement jusqu'au fond de la cavité. On a largement le temps d'obturer l'orifice et de faire le pansement avant qu'une seule parcelle de la pommade se soit répandue au dehors.

On obture avec une petite compresse de coton imbibée de collodion, puis une légère couche de coton et un spica ordinaire.

Fontan employait de la vaseline iodoformée à 10 p. 100.

Nous avons employé, comme M. le professeur Dubreuilh, de la vaseline à 15 p. 100 et le résultat nous paraît meilleur.

La préparation de la pommade iodoformée n'est pas indifférente. Il est nécessaire d'avoir un médicament toujours identique.

Pour cela, le mélange de l'iodoforme pulvérisé et de la vaseline est fait à froid et au mortier.

Lorsque la pommade est absolument homogène, on liquéfie légèrement en plongeant le récipient — mortier ou capsule — dans l'eau tiède.

Au fur et à mesure de la fusion du produit, on remplit les seringues par aspiration. La vaseline fond à une température qui varie de 37 à 40 degrés; il est donc facile d'obtenir de nouveau la congélation de la pommade dans la seringue. On peut à la rigueur plonger cette dernière dans l'eau froide.

Nous employons la vulgaire seringue urétrale en verre, que l'on trouve dans toutes les pharmacies et même dans les bazars, au prix de 0 fr. 50 ou 0 fr. 60.

Au dispensaire du cours de Bayonne, nous avions toujours quatre ou cinq seringues prêtes à l'avance.

Le médicament se conserve aussi bien que dans un pot et risque moins de se souiller.

Au moment de l'emploi il faut purger l'extrémité de la seringue en faisant écouler une petite quantité de pommade que l'on essuie avec du coton stérilisé.

Il peut arriver, en hiver, que l'on soit obligé d'exercer une certaine pression pour faire sortir la pommade. Il suffit alors de passer rapidement la pointe de la seringue dans la flamme d'une lampe à alcool.

L'évacuation du pus doit être aussi complète que possible, et pour cela il faut presser méthodiquement de la périphérie vers le centre, de façon à vider les petits clapiers qui ont pu se former.

La quantité de pommade injectée doit être au moins égale à la quantité de pus évacué. Il faut, en effet, que le médicament puisse pénétrer dans tous les trajets fistuleux, mais on doit éviter une distension qui serait douloureuse. Une moyenne de 3 à 5 cc. est suffisante.

On voit que les difficultés signalées par certains auteurs n'existent pas. Ce n'est point une opération, c'est à peine de la petite chirurgie. Quelques minutes suffisent.

Le patient n'est même pas déshabillé; les vêtements sont simplement écartés et la région est rasée et aseptisée.

Pendant notre stage au dispensaire, il nous est arrivé de faire, dans moins d'une heure, 3 Fontan, sans compter les injections de novarsénobenzol, les lavages urétraux, etc.

Le malade revient généralement trois jours après.

Sous le pansement souillé, on trouve une petite masse dure, encore rouge, mais non douloureuse.

La pression en fait sortir quelquefois un peu de pommade iodoformée, rarement un peu de pus, le plus souvent rien du tout.

On refait le pansement et dans la plupart des cas, environ six jours après l'opération, le malade est absolument guéri sans hospitalisation.

Il est très rare que l'abondance du pus oblige à une nouvelle injection de vaseline iodoformée.

Nos malades viennent au dispensaire généralement à pied et repartent de même, quelques-uns prennent le tramway, mais nous avons vu Constantin St..., opéré le 22 mars, venir le 26, à bicyclette depuis La Souys, c'est-à-dire environ 6 kilomètres. Il n'avait pas touché son pansement depuis le 22. Une fois pansé, il repartait à bicyclette, et le 29 il était guéri.

Nous avions, il est vrai, des sujets peu douillets, puisque jamais nous ne fîmes d'injection de cocaïne ou d'application de chloréthyle.

Je dois dire pourtant que l'expression du bubon est assez douloureuse, mais immédiatement après l'injection, la douleur s'atténue. Le soir, elle a presque disparu et le malade dort très bien.

Le lendemain ou le jour suivant, il est si peu gêné qu'il se croit guéri et nous avons dû promettre une petite gratification à certains malades pour les engager à revenir nous montrer le résultat de l'opération.

Le dispensaire est, en effet, très éloigné du centre de la ville et des quais et plusieurs malades jugeaient inutile de revenir puisqu'ils se considéraient comme guéris.

# RÉSULTATS. -- INDICATIONS ET CONTRE-INDICATIONS

La méthode de Fontan donne une guérison en sept jours. Certains malades ont été guéris le troisième ou le quatrième jour. M. le professeur W. Dubreuilh et Mallein relèvent 12 insuccès sur 121 malades traités. Nous avons 2 insuccès sur 16 observations personnelles. Les causes sont absolument identiques, de telle sorte que nous devons corroborer les indications et contre-indications signalées par ces auteurs.

La méthode doit être appliquée lorsqu'on se trouve en présence d'un bubon nettement fluctuant « même si la peau est un peu rouge et si on a l'impression d'un pus collecté et suffisamment liquide ». « Au contraire, le procédé est contre-indiqué quand la chancrellisation de la peau est manifeste, quand l'infection cutanée est telle que la peau est sur le point de se rompre » (loc. cit.).

C'est ce que nous trouvons dans notre observation VIII.

Il était trop tard pour opérer ce malade avec succès. La fluctuation était beaucoup trop grande, la peau, amincie, sphacélée, n'avait plus de résistance et sa vitalité n'était pas suffisante pour obtenir une réparation rapide.

On peut néanmoins, comme pour le Calot ou pour toutes les injections modificatrices, faire la ponction, non au point maximum de fluctuation, là où la peau est amincie, mais à une petite distance, sur une partie un peu excentrique, plus épaisse et plus saine.

La compresse collodionnée a pour nous le grand avantage

d'empêcher, lors du déplacement du spica, la chancrellisation de la région et de maintenir le plus longtemps possible le médicament en contact avec les parties mortifiées.

Nous verrons dans nos observations qu'après sa guérison on trouve souvent une petite tumeur mollasse, formée par de la vaseline non résorbée. Il est facile d'évacuer cet excès de vaseline par une petite ponction; mais est-ce bien nécessaire? Un petit lipome de 2 ou 3 cc. dans cet endroit n'a aucune importance.

Nous ne prétendons pas que tous les bubons doivent être traités par la méthode ambulatoire; telle n'est pas notre pensée, mais nous ne croyons pas nécessaire d'aliter ou d'hospitaliser un malade pour un traitement aussi simple.

Notre regret est de n'avoir pu essayer le traitement abortif d'Emily. Les exigences du service et une mutation inopinée nous ont empêché de faire cette étude.

Notre avis est que l'on doit faire le Fontan pur et simple dès que le bubon est fluctuant.

Si ce traitement ne réussit pas, il sera temps de faire de larges incisions, de curetter les ganglions atteints, mais en respectant toujours ceux qui ne sont pas engorgés.

Nous avons vu l'avantage du traitement ambulatoire du bubon dans la clientèle civile, mais la question doit être envisagée au point de vue militaire.

Qu'arrive-t-il, en effet, lorsque au régiment un homme porteur d'un bubon se présente à la visite?

Reconnu comme vénérien, on l'expédie sur l'infirmerie de garnison ou sur un centre de vénéréologie. Si le Wassermann est positif, le soldat est évacué sur l'hôpital.

Si le bubon est consécutif à un chancre mou ou à une balanoposthite, on peut le garder à l'infirmerie.

Nous avons vu plusieurs infirmeries régimentaires, jamais on n'y opère les bubons.

D'abord, le médecin de régiment ne croit pas avoir les instruments nécessaires; il considère l'incision et le curettage comme des opérations qui ne sont plus de son ressort. Après avoir essayé le traitement abortif par l'onguent napolitain belladoné ou par les compresses, il évacue son malade sur l'hôpital.

La durée de traitement à l'infirmerie est quelquefois très longue; jamais moins de quinze jours pour un essai de guérison généralement illusoire.

On peut affirmer que, la plupart du temps, le malade atteint de bubon ira à l'hôpital.

En admettant que dans cette formation sanitaire on lui fasse une injection modificatrice, que de temps perdu, d'abord, puis quelle dépense.

Il faut considérer, en effet, que l'homme traité à l'infirmerie ne coûte rien, tandis que la journée d'hôpital est souvent très élevée. De plus, c'est l'immobilisation d'un lit qui pourrait être plus util .aent occupé.

Nous voyons les résultats obtenus au Dispensaire municipal de Bordeaux sur des sujets arrivant dans les plus mauvaises conditions d'hygiène. Ils ne prennent aucune précaution et ne changent même pas leur pansement s'il se déplace.

Au contraire, dans une infirmerie régimentaire on peut surveiller le malade, l'obliger à des soins de propreté, refaire le pansement si c'est nécessaire.

L'homme peut se reposer et sa guérison en sera activée. Dans ces conditions, c'est tout au plus une immobilisation de cinq ou six jours.

Il en sera de même au front, dans les infirmeries de camp ou de cantonnement.

Comme matériel que faut-il ?

Un bistouri, une seringue urétrale en verre de 0 fr. 50, c'est tout.

Enfin, actuellement, lorsque nous devons faire flèche de tout bois pour repousser l'envahisseur, lorsque les heures, les minutes sont comptées, lorsque tout Français doit donner tout son temps à la Patrie, le médecin ne doit-il pas choisir le procédé qui économise le temps et l'argent ?

# TRAITEMENT AMBULATOIRE DU BUBON

Résultats obtenus au Dispensaire municipal de la ville de Bordeaux.

| NOM ET AGE | DATE du Fontan. | DATE de la guérison. | JOURS de maladie. | OBSERVATIONS |
|---|---|---|---|---|
| Afa..., 21 ans............. | 4 sept. 1917 | — | — | |
| Ang .., 22 ans............. | 17 juillet » | 3 août 1917 | 16 j. | |
| Ben Moj..., 18 ans........ | 31 août » | 7 sept. » | 8 » | |
| Lhassen Ben A ............ | 14 août » | 20 août » | 6 » | |
| Larbi Ben A.............. | 2 mars » | 6 mars » | 4 » | |
| Reyn..., 40 ans........... | 1er sept. » | 4 sept. » | 4 » | |
| Cerve..., 17 ans........... | 17 février » | 22 février » | 5 » | |
| Froust..., 16 ans .......... | 28 avril » | 15 mai » | 17 » | A eu une seconde inject. le 8 mai. |
| Laza..., 17 ans........... | 4 avril » | 7 avril » | 3 » | |
| Mohamed Ben..., 18 ans... | 13 mars » | 16 mars » | 3 » | |
| Monn..., 36 ans........... | 18 février » | 23 février » | 5 » | Persistance au 23 février d'une fistulette guérie par un pansement à la pommade iodoformée. |
| Ramb.. (Fr.), 22 ans...... | 6 sept. » | 9 sept. » | 3 » | |

## OBSERVATIONS PERSONNELLES

| | | | | |
|---|---|---|---|---|
| Adda... (Bon), 24 ans...... | 12 mars 1918 | 19 mars 1918 | 7 jours | |
| Bocq... (Georges), 24 ans... | 19 mars » | 26 mars » | 7 » | |
| Const... (Sten.), 22 ans..... | 22 mars » | 29 mars » | 7 » | |
| Leg... (Louis), 22 ans ...... | 22 mars » | — | — | Pas revenu. |
| Cam... (Laure), 50 ans...... | 25 mars » | 4 avril » | 9 » | |
| Cost... (Ant.), 29 ans....... | 26 mars » | 5 avril » | 9 » | |
| Duel... (Marcel), 17 ans.... | 29 mars » | — | — | Pas revenu. |
| Wamb... (Carl.), 21 ans.... | 29 mars » | — | — | Pas revu. |
| Patch... (Théo.), 28 ans.... | 12 avril » | 11 juin » | 2 mois | |
| Valens... (Geor.), 28 ans.... | 12 avril » | 16 avril » | 4 jours | |
| Pat... (Fern.), 24 ans...... | 15 avril » | 18 avril » | 3 » | |
| Mar... (Gonz.), 35 ans...... | 16 avril » | 23 avril » | 7 » | |
| Diego... (Ter.), 18 ans...... | 19 avril » | — | — | Pas revu. |
| Court... (R.), 17 ans........ | 30 avril » | 7 mai » | 8 » | |
| Kassen .., 25 ans........... | 30 avril » | 7 mai » | 8 » | |
| Mon... (Satur.), 24 ans..... | 3 mai » | 7 mai » | 4 » | |

# OBSERVATIONS

## OBSERVATION I

B... (Georges), 21 ans, soudeur, procédé autogène.

Venu à la visite du dispensaire le 19 mars 1918 pour un bubon inguinal gauche qui le fait beaucoup souffrir, marche difficilement. Nous faisons un Fontan.

22 mars : Le malade revient, prétend ne plus souffrir et ne pas avoir cessé son travail.

Sous le pansement, nous trouvons le bubon toujours un peu gros, distendu par la vaseline iodoformée. En pressant, on fait sortir un peu de pommade légèrement décolorée. Le pansement est refait.

26 mars : Guérison complète.

## OBSERVATION II

St... (Constantin), 22 ans, sujet grec, employé dans une usine à La Souys. Vient accompagné par un contremaître qui insiste pour qu'on hospitalise ce malade.

Chancre datant d'un mois environ, gros bubon à gauche. Ce jour même, 22 mars, nous faisons un Fontan.

26 mars : Le malade revient de La Souys à bicyclette (6 kilomètres environ). Il n'a pas travaillé depuis le 22, son patron lui ayant accordé un repos, mais, dès le 23, il s'est promené.

Sous le pansement, nous trouvons une petite tumeur presque indolore. A la pression il ne sort qu'un peu de vaseline iodoformée.

Le pansement est refait, le malade repart à bicyclette.

29 mars : Petite tumeur mollasse, pas d'inflammation, aucune

douleur. Un très léger empâtement subsiste sur le pourtour de l'ancien bubon. L'orifice de ponction est fermé. La tumeur étant vraisemblablement formée par la vaseline iodoformée non encore résorbée, nous renvoyons le malade sans pansement. Il repart à bicyclette.

Nous apprîmes plus tard, par un de ses camarades, que St... est définitivement guéri.

### OBSERVATION III

C... (Laure), 50 ans, sans profession?

25 mars : Adénite inguinale droite. Nous faisons un Fontan.

28 mars : L'adénite présente un mauvais aspect. L'orifice de l'incision est béant, les bords sont minces. Par pression, il s'écoule un pus très abondant, couleur chocolat. Simultanément ou alternativement, il sort un peu de vaseline iodoformée.

Tout le pourtour de l'adénite primitive est largement empâté.

La malade est dans un mauvais état général. Nous faisons un simple pansement compressif.

30 mars : Mieux sensible, l'adénite est affaissée. A la pression, il s'écoule un peu de sérosité. L'empâtement parait diminuer un peu, mais la peau est adhérente. Aucune douleur. La malade a pu vaquer à ses occupations et a même fait la veille une très longue promenade à pied. Pansement sec.

4 avril : Petite fistulette par laquelle coule, à la pression, un peu de sérosité. Pansement sec. Nous revîmes la malade le 8 avril, elle était complètement guérie. Le 5, elle avait sorti son pansement qui n'était pas taché et le léger pertuis était fermé.

### OBSERVATION IV

C... (Antoine), 29 ans, tourneur-mécanicien.

Vient à la visite le 20 mars. Adénite gauche. Nous faisons un Fontan.

29 mars : Par l'orifice s'écoulent, à la pression, quelques gouttes de

vaseline décolorée. Le malade ne souffre pas et n'a pas souffert depuis le Fontan. C... n'a pas repris son travail, mais s'est promené, est allé voir ses camarades à l'atelier et avoue s'être autant fatigué que s'il avait travaillé. Se considère comme guéri et juge inutile de revenir. Ce n'est que sur notre insistance qu'il promet de venir à la visite dans deux ou trois jours.

3 avril : Le malade revient; par un orifice punctiforme s'écoule, à la pression, un peu de sérosité. Dans le repli balano-préputial, des chancres existent toujours. Sur le fourreau un autre chancre s'est développé. A droite, très légère adénopathie. Le malade ne souffre pas, mais avoue avoir beaucoup marché ces jours derniers et avoir fait de légers excès à l'occasion des fêtes de Pâques.

Cautérisation des chancres. Pansement sec. Le malade promet de revenir s'il n'est pas guéri.

## OBSERVATION V

V... (Georges), 28 ans, sujet grec, manœuvre.

Était venu, le 29 mars, pour chancrelle. Traité avec de la pommade iodoformée.

Revint, le 12 avril, avec une adénite inguinale droite. Très grand empâtement. Nous faisons un Fontan.

16 avril : Léger empâtement, pas d'écoulement à la pression, pas de douleur. Par précaution, nous mettons simplement sur l'orifice qui est presque obturé une petite compresse avec du collodion. Nous considérons le malade comme guéri.

## OBSERVATION VI

P... (Fernando), 24 ans, marin portugais.

Ce malade, hospitalisé pour conjonctivite granuleuse dans le service ophtalmologique de M. le professeur Lagrange, était venu à la consultation de M. le professeur Dubreuilh.

Il s'agissait d'un petit chancre mou et d'une adénite inguinale gauche.

Le soir même, 15 avril, à 6 heures, nous fîmes le Fontan.

Le 17 avril, à 11 heures du matin, c'est-à-dire quarante et une heures après, nous allons voir notre malade. Nous le trouvons se promenant dans la salle. Il affirme ne pas avoir souffert depuis la ponction. Il n'est pas resté alité et s'est promené dans l'hôpital toute la journée du 16. Pour nous prouver qu'il n'est pas gêné, il se baisse, saute sur un pied et prétend que tout est terminé.

Le pansement ne paraissant pas souillé, nous n'y touchons pas.

Le 18 avril, à la même heure, nous revenons et défaisons le pansement. Aucun empâtement, aucune douleur; à la pression, rien ne sort. La guérison est complète. L'orifice n'étant pas absolument cicatrisé, nous le protégeons par une petite compresse de la largeur d'une pièce de 5 francs, maintenue par une bandelette de Vigier.

Le lendemain matin, ce petit pansement était enlevé.


## Observation VII

C... (René), 18 ans.

Vient, le 30 avril, à la visite; chancre du fourreau, bubon à droite. État général mauvais, pouls très fort et rapide, se plaint d'une forte douleur au côté gauche, dyspnée, facies tiré, matité à la base gauche.

Nous lui conseillons, vu son état, d'entrer à l'hôpital ou de se faire soigner chez lui, mais nous faisons quand même un Fontan.

Le 3 mai, le malade revient. L'état général est meilleur. En rentrant chez lui, le 30 avril, C... s'est mis au lit, puis il s'est fait appliquer des sinapismes sur le point douloureux du côté gauche. Le lendemain, se trouvant mieux, il a pu sortir un peu. Depuis, il n'a pas repris son travail, mais il est sorti tous les jours. Actuellement, il est encore très pâle, a les traits tirés, ne souffre plus du côté, tousse légèrement et peut cracher.

Ne souffre pas du bubon. Le pansement, qui n'a pas été touché depuis le 30, est enlevé. Le bubon a disparu, léger empâtement autour de l'ancienne tumeur. A la pression, on fait sourdre un peu de vaseline iodoformée décolorée. Pansement sec.

7 mai : Guérison complète.

Pour être absolument consciencieux, nous devons dire que nous avons eu quelques mécomptes.

## OBSERVATION VIII

P... (Théodore), 28 ans, Grec, manœuvre.

Vient pour la première fois, le 12 avril, porteur d'un chancre mou et d'une adénite crurale droite.

Avait déjà été soigné en ville par des badigeonnages de teinture d'iode, mais les applications avaient été exagérées. Tout l'épiderme est brûlé et s'enlève par grands lambeaux.

L'adénite est volumineuse et très fluctuante.

Le pus qui s'écoule à la ponction est très fluide. Nous faisons un Fontan.

16 avril : Amélioration notable, pansement sec.

19 avril : Récidive. Le premier orifice est obturé, mais l'adénite crurale s'est reformée plus bas. A la ponction, il s'écoule un pus très liquide, tantôt verdâtre, tantôt chocolat et qui paraît provenir des régions profondes.

Nous injectons de nouveau de la pommade de Fontan.

23 avril : Le bubon va beaucoup mieux. A la pression, on fait sourdre un peu de vaseline iodoformée, empâtement assez large, douleur très modérée, petites vésicules d'herpès disséminées sur le bubon.

Pansement sec avec poudre de talc.

26 avril : L'adénite s'est reformée. Nouveau Fontan.

30 avril : Mieux sensible. A la pression, il s'écoule de la vaseline iodoformée. Bon aspect général. Pansement sec.

7 mai : Toujours large empâtement, petite fistulette. Nous faisons un large débridement et un grand pansement iodoformé.

11 mai : Cautérisation au nitrate d'argent.

31 mai : Attouchements sur chlorure de zinc.

7 juin : Même traitement.

11 juin : Guérison.

## Observation IX

T... (Diego), 18 ans, manœuvre espagnol.

Balanite, chancre mou, adénite droite.

19 avril : Nous faisons un Fontan.

23 avril : Petite tumeur mollasse, mais ni empâtement, ni douleur. L'orifice de ponction est obturé.

26 avril : le malade revient. Grosse tumeur fluctuante. A la ponction, il s'écoule un liquide café au lait. Nous passons la sonde cannelée qui nous indique un assez grand décollement. Nous faisons une injection de chlorure de zinc.

Nous n'avons plus eu de nouvelles de ce malade. D'après les renseignements, nous pouvons croire qu'il est guéri, mais nous ne pouvons préciser la date de cette guérison.

# CONCLUSIONS

La méthode de Fontan, modifiée par W. Dubreuilh, est assurément le traitement de choix du bubon chancrelleux.

Elle peut être appliquée de façon ambulatoire pour les malades externes dont la guérison complète est obtenue en six ou sept jours (Tableau, p. 30).

C'est le seul procédé pratique pour la clientèle civile.

Il est à la portée de tout praticien, car le matériel est excessivement réduit et la technique de l'opération est d'une extrême simplicité.

La méthode est contre-indiquée :

1° Quand la chancrellisation de la peau est manifeste ;

2° Quand l'infection cutanée est telle que la peau est sur le point de se rompre ;

3° Quand la fluctuation n'est pas nette.

# BIBLIOGRAPHIE

BONNAFON. — Considérations sur un nouveau traitement des adénites suppurées et particulièrement du bubon. *Union médicale*, Paris, 1852, VI, 617-620.

BROCA. — Du traitement abortif des bubons vénériens suppurés. *Bulletin général de thérapeutique*, 1856, t. LII, p. 208-222.

BONNAFON. — Mémoire sur l'emploi du séton filiforme dans le traitement des tumeurs abcédées et en particulier des bubons. Académie des sciences, 8 décembre 1856, t. LXIII, p. 1075.

BEAUMETZ. — Note sur le traitement chirurgical des bubons suppurés. *Recueil de mémoires de médecine militaire*, Paris, 1862, VIII, 198-200.

VERNEUIL. — Tumeur ganglionnaire récidivée. *Bulletin de la Société de chirurgie*, 1864, t. V, p. 289 et 318.

PASSOT. — Quelques considérations sur l'adénite inguinale et sur son traitement. Thèse Strasbourg, 1868.

TROUSSEAU. — De l'adénie. *Clinique médicale de l'Hôtel Dieu*, V° édit., 1873, t. III, p. 609.

DELAHOUSSE. — Du traitement des bubons suppurés par la méthode antiseptique. *Recueil de mémoires de médecine militaire*, 1881, p. 82-86.

FONTAN. — Guérison rapide des bubons par l'injection de vaseline iodoformée. *Archives de médecine navale*, Paris, 1889, t. LII, p. 5-13.

LASSALLE. — Du traitement du bubon vénérien suppuré. *Montpellier médical*, 1890, p. 324-375.

DUPAN. — Des petites incisions dans les adénites suppurées (bubons) consécutives au chancre. *Gazette médico-chirurgicale de Toulouse*, 1892.

OTIS (W.-K.). — The treatment of suppurating buboes by injections of iodoforme ointment. *J. Cutan et Genito-urin. Dis N.-Y.*, 1893, XI, 171-176.

L'HANDY. — De l'adénite subaiguë simple de l'aine à foyers purulents intraganglionnaires. Thèse Paris, 1894-1895.

HENRIC. — Du traitement du bubon suppuré par l'injection de vaseline iodoformée et pansement occlusif. Thèse de Bordeaux, 1894-1895.

AUDRY (C.) et DURAND (E.). — Sur le bubon et son traitement, de l'extirpation des adénites suppurées de l'aine. *Gazette hebdomadaire de médecine*, Paris, 1896, p. 709-713.

LEMOINE. — Traitement de la lymphadénie. *Nord médical*, 1900, p. 25-28.

SCARITO (de Palerme). — Contribution à l'étude du traitement chirurgical du bubon. *Annales des maladies des organes génito-urinaires*, 1903.

POUSSON. — Note sur l'extirpation des adénites suppurées de l'aine. *Annales des maladies des organes génito-urinaires*, 1903, p. 118.

SHERMAN. — The treatment of buboes that threaten to suppurate. *N.-York M. J.*, 1903, p. 231.

LEGRAIN. — Traitement rapide du bubon suppuré par l'incision, l'expression et la suture immédiate. *Revue médicale de l'Afrique du Nord*, Alger, 1904, VII, p. 105, et *Annales des maladies des organes génito-urinaires*, Paris, 1904.

FOURNIER. — Le traitement du bubon vénérien, notamment par l'hyperhémie au moyen de la ventouse de Bier. Thèse Paris, 1907.

LASSUEUR. — Le traitement du bubon par les rayons X. *Archives d'électricité médicale*, Bordeaux, 1907, p. 149-151.

SCHULZ. — Behandlung venerischer Bubonen mit sangglocken nach Bier-Klapp. *Wien. medic. Wochenschr.*, 1907, p. 577-582.

BALZER et GALUP. — Bubon inguinal avec polyadénopathie chronique d'origine chancrelleuse; traitement par la méthode de Bier. *Bulletin de la Société française de dermatologie et de syphiligraphie*, Paris, 1908.

FLEISCHNER. — Ueber Klimatische Bubonen. *Arch. f. schiffs. u. Tropen Hyg.*, Leipzig, 1909, t. XIII, 171.

Gosset. — Technique de l'extirpation des adénites inguinales. *Journal de chirurgie*, Paris, 1909, t. II, p. 121-132.

Imbert. — De l'extirpation des adénites inguinales inflammatoires. *Lyon chirurgical*, 1909-10, t. II, p. 107-418.

Murtagh. — A simple method for the treatment of suppurating bubo. *N.-York M. J.*, 1909, XC, 458.

Navarro. — Tratamiento de los bubones supurados por el elluvio electro-estatico. *Rev. san. mil. y med. mil. españ.*, Madrid, 1909, III.

Audry (Ch.). — Sur le traitement du bubon chancrelleux et le bubon chronique. *La Province médicale*, 1910.

Gruet. — Traitement esthétique des bubons vénériens. *Journal de médecine et de chirurgie pratiques*, Paris, 1910.

Von Zumbusch. — Zur Behandlung des Ulcus molle und der Bubonen. *Wien. Klin. Wochenschr.*, 1910.

Virgallita. — La cura rapida delle linfadénite inguinali suppuranti col metodo della puntura incisione. *Gior. di. med. mil.*, Roma, 1911.

Rathbom. — Tractment of bubo. *Am. J. Dermat. et genito-urin. Dis.*, 1911, t. XV, p. 16-18.

Dal Fabbro. — Sulla cura dell' adenite venera. *Gazz. d'osp.*, 1011, p. 17.

Le Dantec. — Nouvelle technique pour la cure chirurgicale de l'adénite inguinale suppurée. *Bulletin de la Société médico-chirurgicale de l'Indo-Chine*, n° 4, avril 1911.

Sabailhé. — Du traitement médical des bubons vénériens. *Bulletin de la Société médico-chirurgicale de l'Indo-Chine*, juillet 1911.

Abrou. — Adénite inguinale suppurée. *Clinique de Paris*, 1911, VI, p. 811.

Barjon. — Traitement radiothérapique des polyadénites inflammatoires et suppurées. *Lyon chirurgical*, 1911, VI, 630-641.

Gaide et Kervraun. — Des adénites inguinales d'origine vénérienne, observations relatives aux résultats éloignés de leur cure chirurgicale et considérations sur le traitement de leurs diverses formes. *Annales d'hygiène et de médecine coloniale*, Paris, 1912.

BOURGES. — Tràitement des adénites inguinales vénériennes au Tonkin. *Bulletin de la Société médico-chirurgicale de l'Indo-Chine*, 1913.

GAIDE et MOUZELS. — Note sur le traitement des adénites inguinales suppurées d'origine vénérienne. *Bulletin de la Société médico-chirurgicale de l'Indo-Chine*, 1913.

GAYMARD. — Des adénites iliaques chancrelleuses et de leur traitement opératoire. Thèse Paris, 1913.

BRAULT (d'Alger). — Traitement des bubons. *Paris médical*, 23 octobre 1913.

NICOLAS. — Traitement des bubons suppurés par la méthode rapide de Brault (d'Alger). *Paris chirurgical*, 1914.

GABRIEL (G.). — Sur une méthode chirurgicale de traitement des abcès à pus collecté, par ponction et injection modificatrice. Extrait du *Progrès médical*, n° 19, du 10 mai 1913.

EMILY. — Adénites tropicales. *Bulletin de la Société de pathologie exotique*, 1915.

GIORGIS. — Sulla cura delle adenite venere suppurate col methylenblanc selber. *Gazz. d'osp.*, Milano, 1915.

SIMON. — Guérison d'un bubon chancrelleux suppuré en huit jours, sans cicatrices apparentes, par le drainage filiforme. Société médicale des hôpitaux, Paris, 1916, t. XL.

COUANET. — Le traitement du bubon. Thèse de Paris, 1916.

FERNET. — Des adénopathies en général et de leur valeur diagnostique. *Journal de médecine et de chirurgie pratiques*, 1917.

GOUBEAU. — Traitement du chancre mou et du bubon chancrelleux par l'arséniate de soude en badigeonnage et en injections intraganglionnaires. *Bulletin de l'Académie de médecine de Paris*, 1917.

DUBREUILH (W.) et MALLEIN (E.). — Traitement des bubons chancrelleux par le procédé Fontan (Injection de vaseline iodoformée). *Presse médicale* du 11 juillet 1918.

37 088 — Bordeaux, Imprimerie Y. Cadoret, 17, rue Poquelin Molière

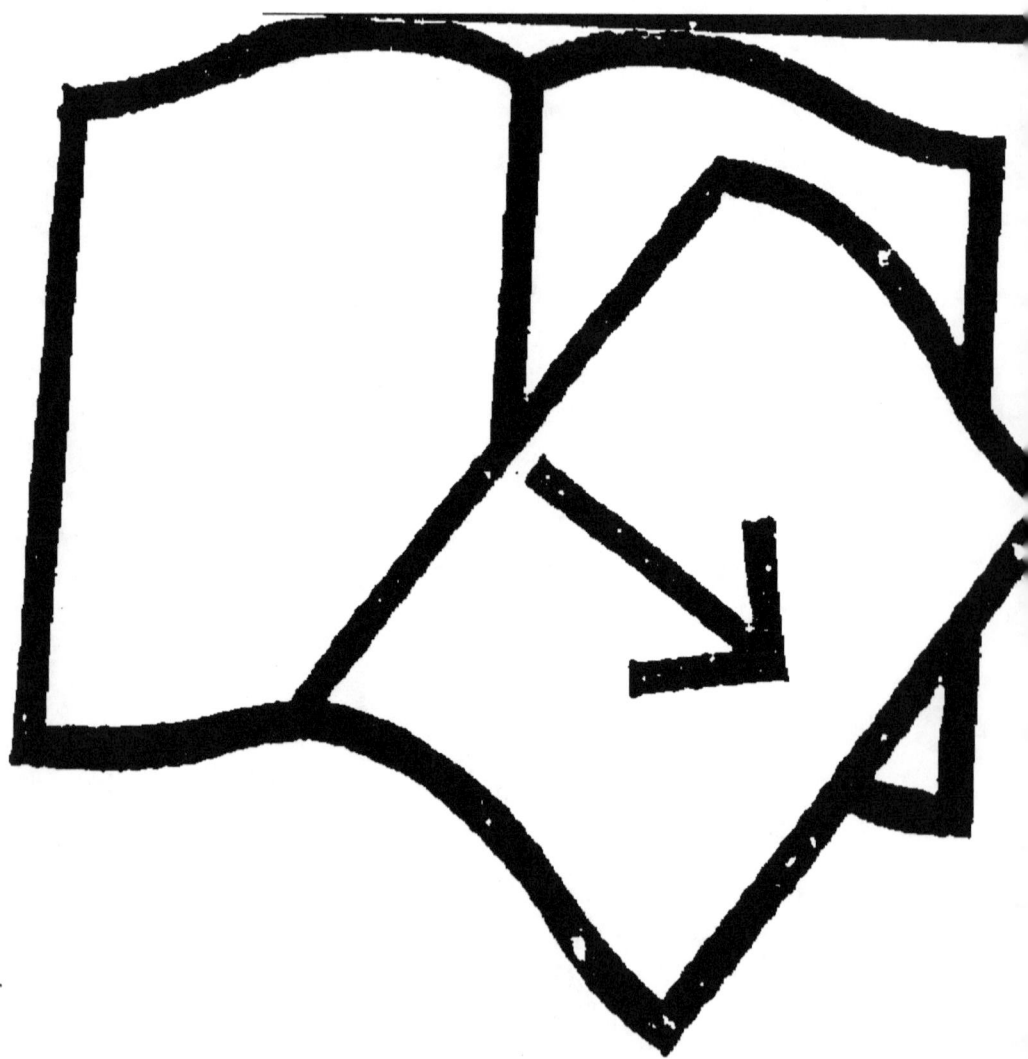